Kerstin Hiemer

Sanfte Kinderhaut

Rezepte für eine ganze Woche

Einfach, Schnell und Lecker

Inhalt

Allgemeines	4
Kerstin Hiemer	6
Wochenplan	8
Frühstück	9
Overnight Oats	10
Chia-Pudding mit Fruchtsoße	12
Beeren-Smoothie-Bowl	14
Pizza-Chia	16
Frischkorn-Gericht	18
Heidelbeer-Porridge	20
Knusprige Semmeln	22
Chia-Marmelade mit Früchten	24
Kakao-Aufstrich	25
Heiße Schokolade	26
Apfelmus	27
Mandelmilch	28
Hafermilch	29
Snacks	30
Kakao-Avocado-Mousse	31
Himbeer-Schoko-Smoothie	32
Blaubeer-Muffins	34
Fruchtige Energiekugeln	36

Bananen-Pancakes	38
Apfelkekse	39
Apfelküchlein-Auflauf	41
Mittagessen	43
Pastinaken-Karotten-Salat	44
Karottensuppe	46
Pfannkuchen mit Gemüsefüllung	48
Gemüserisotto	50
Buchweizen-Wraps mit Nussmus	52
Kichererbsen-Eintopf	54
Vegane Paella	56
Abendessen	58
Amaranth-Gemüsepfanne	59
Spaghetti mit Gemüse-Sahne-Sauce	61
Reispfanne	63
Polentaschnitten	65
One-Pot-Pasta	67
Zucchinikuchen	70
Dinkelbrot	72
Karotten-Tomaten-Aufstrich	73
Pikanter Avocado-Brotaufstrich	74
Basilikum-Cashew-Dip	75
Bohnencreme	76
Impressum	77
Disclaimer	78

Allgemeines

- Die Rezepte sind als Inspiration gedacht. Du kannst dem Geschmack deines Kindes angepasst alle Zutaten austauschen und neu kombinieren.
- Verwende keine scharfen Gewürze, nimm stattdessen getrocknete oder frische Kräuter.
- Ersetze Kuhmilch durch Sahne (Verhältnis 1:1) bzw. Reis-, Hafer-, Mandel- oder Kokosmilch. Erlaubt sind Sauerrahm, Butter, Parmesan, Feta und Naturjoghurt.
- Versuche, vor allem Wasser – dekoriert mit Beeren oder Melisse – als Hauptgetränk in deiner Familie einzuführen.
- Verwende keine Walnüsse, Haselnüsse oder Erdnüsse.
- Setze statt Weizen Dinkel oder Buchweizen ein.
- Verzichte auf weißen Zucker und verwende dafür Honig, Kokosblütenzucker oder Datteln.
- Natürlich kannst du, je nach Verträglichkeit, kleine Mengen Fleisch oder Fisch verwenden (als tierische Eiweiß-Beilage).

- Achte beim Einkauf der Zutaten auf gute Qualität, biologisch angebaute Lebensmittel und saisonale Verfügbarkeit.
- Verzichte auf den Einsatz einer Mikrowelle.
- Setze nicht zu viele Zutaten ein.
- Achte auf individuelle Unverträglichkeiten, beobachte dabei die Verdauung. Alles, was schwer im Magen liegt bzw. für Blähungen oder Bauchschmerzen sorgt, sollte für eine gewisse Zeit weggelassen werden. Gleiches gilt für Inhaltsstoffe, die zu Juckreiz auf der Haut führen.
- Die Mengenangaben sind auf eine Familie (2 Erwachsene, 2 Kinder) ausgelegt.
- Abkürzungen: g = Gramm, ml = Milliliter, Msp. = Messerspitze, TL = Teelöffel, EL = Esslöffel, Prise = Menge, die zwischen zwei Finger passt

Kerstin Hiemer

Hallo liebe Mama,

ich bin Kerstin Hiemer, erfahrene Familien-Gesundheitsexpertin rund um das Thema sensible Haut.

Mit „Raus aus der Juck- und Kratzspirale" unterstütze ich Mamas von Kindern mit einer empfindlichen, gereizten und juckenden Haut, die sich rötet und entzündet. Schon seit 13 Jahren beschäftige ich mich mit dem Thema Hautpflege, da sowohl ich selbst als auch meine Kinder eine sehr empfindliche Haut haben. Da lag es für mich nahe, mein Wissen aus der jahrelangen Tätigkeit in der Kosmetik- und Wellnessbranche zu nutzen. Ich habe nach Wegen gesucht, wie ich auch ohne viel Chemie und lange Experimente mit verschiedensten Methoden Harmonie und Besserung für die Haut meiner Kinder erreichen kann. Daher weiß ich aus erster Hand, was gegen Jucken und Kratzen hilft und was der Haut guttut.

Wenn du möchtest, zeige ich dir, welche Lösungen auch deinem Kind helfen können und euch alle glücklicher, gesünder und ausgeglichener machen.

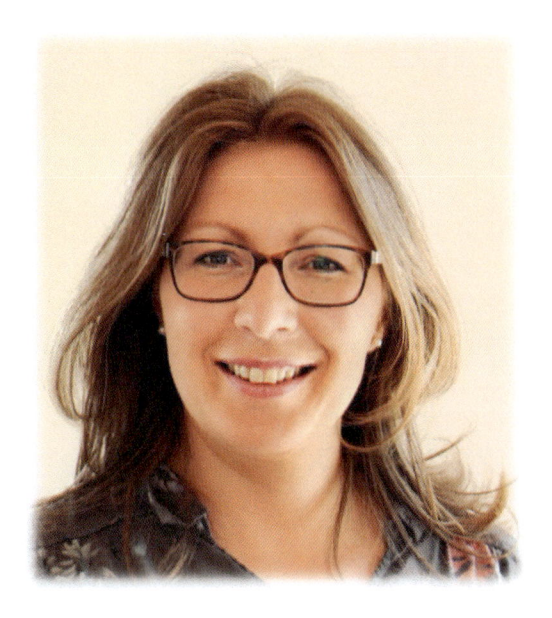

Wochenplan

	Montag	Dienstag	Mittwoch	Donnerstag	Freitag	Samstag	Sonntag
Frühstück	Overnight Oats	Chia-Pudding	Beeren-Smoothie-Bowl	Pizza-Chia	Frischkorn-Gericht	Heidelbeer-Porridge	knusprige Semmeln mit Chia-Marmelade Kakao-Aufstrich
Snack	Kakao-Avocado-Mousse	Himbeer-Schoko-Smoothie	Blaubeer-Muffins	fruchtige Energiekugeln	Bananen-Pancakes	Apfelkekse	Apfelküchlein-Auflauf
Mittagessen	Pastinaken-Karotten-Salat	Karottensuppe	Buchweizen-Wraps mit Nussmus	Gemüserisotto	Pfannkuchen mit Gemüse und Bohnencreme	Kichererbsen-Eintopf	vegane Paella
Abendessen	Amaranth-Gemüsepfanne	Spaghetti mit Gemüse-Sahne-Sauce	Reispfanne	Polentaschnitten	One-Pot-Pasta	Zucchinikuchen	Dinkelbrot mit Karotten-Tomaten-/Avocadoaufstrich

Frühstück

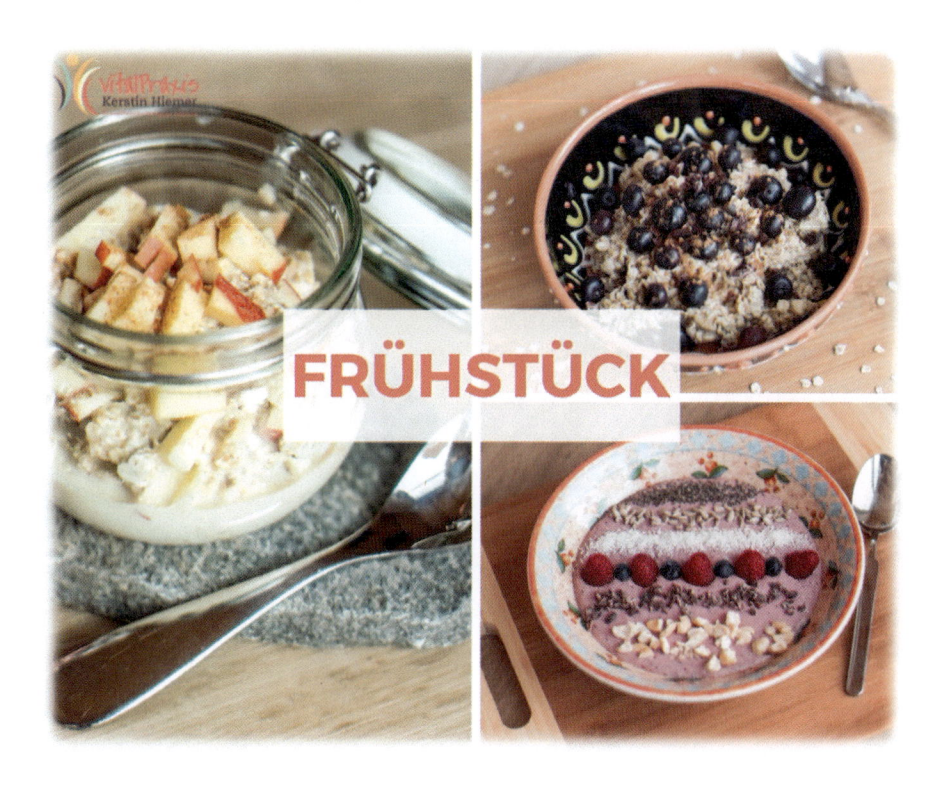

Overnight Oats

Zutaten:

120 g Vollkorn-Haferflocken

360 ml Milch (Mandel-, Hafer-, Reis- oder Kokosmilch)

Obst (3 Äpfel, 3 Bananen, 3 Handvoll Beeren, …)

1 Prise gemahlene Vanille

1/2 TL Zimt

1 TL Chia-Samen

Zubereitung:

Obst, Haferflocken, Chia-Samen, Milch und Gewürze in eine Schüssel geben und verrühren. Über Nacht abgedeckt in den Kühlschrank stellen und quellen lassen. Am nächsten Morgen auf Schälchen verteilen und je nach Geschmack mit Topping (z. B. klein geschnittenes Obst, Beeren) verzieren.

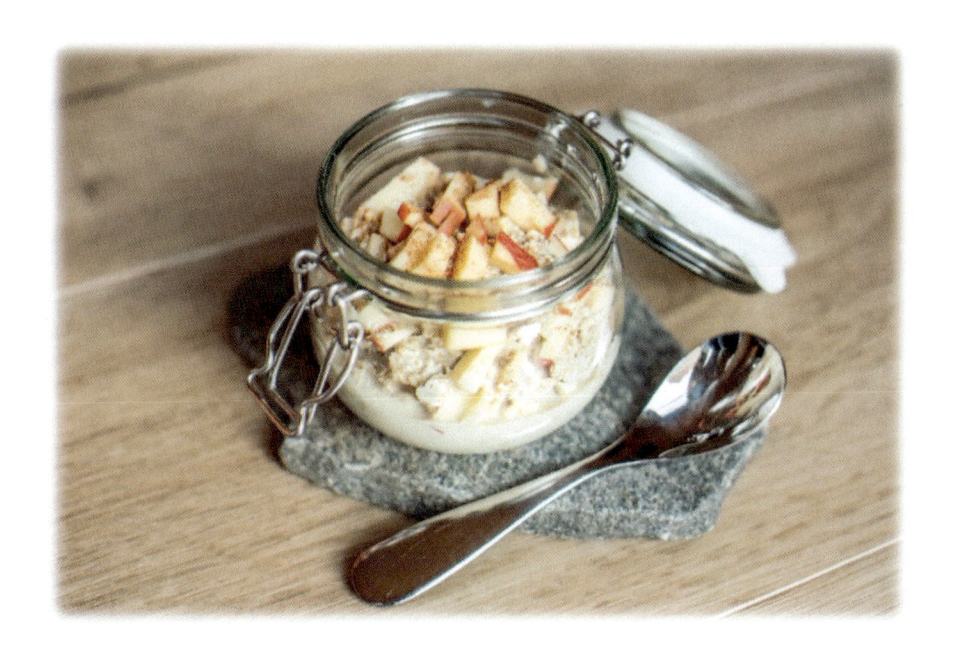

Chia-Pudding mit Fruchtsoße

Zutaten:

50 g Chia-Samen

400 ml Milch (Hafer-, Dinkel-, Reis- oder Kokosmilch)

1 Msp. gemahlene Vanille, Zimt oder roher Kakao

1 Prise Salz

1 Mango oder 200 g Beeren (Himbeeren, Erdbeeren oder Heidelbeeren)

Ideen für das Topping: Beeren, Pistazien, Nüsse, Kokosraspel

Zubereitung:

Die Chia-Samen mit der Milch verrühren. Gewürze nach Geschmack beigeben und das Salz in den Chia-Pudding rühren (Salz rundet den Geschmack ab, ist aber optional einsetzbar). Auf Gläser verteilen, über Nacht oder mindestens 30 Minuten in den

Kühlschrank stellen und quellen lassen. Für die Fruchtsoße die Mango schälen, das Fruchtfleisch vom Kern lösen, würfeln und dann mixen oder pürieren. Alternativ werden die Beeren verlesen und anschließend gemixt oder püriert. Die Fruchtsoße über den Chia-Pudding geben und je nach Geschmack mit Topping garnieren. Dazu Obst waschen und in kleine Stücke schneiden. Nüsse grob hacken und über den Chia-Pudding geben.

Beeren-Smoothie-Bowl

Zutaten:

150 g Himbeeren

50 g Brombeeren

300 ml Milch (Hafer-, Mandel- oder Reismilch)

100 g Vollkorn-Haferflocken

2 EL Kürbiskerne

2 EL Chia-Samen

2 EL Sonnenblumenkerne

2 EL Gojibeeren

Zubereitung:

Die Beeren kurz mit Wasser abbrausen und gut abtropfen lassen. Eine Handvoll Himbeeren beiseitelegen. Die restlichen Beeren mit Milch und den Haferflocken pürieren bzw. mixen, auf Schälchen teilen und mit Topping garnieren.

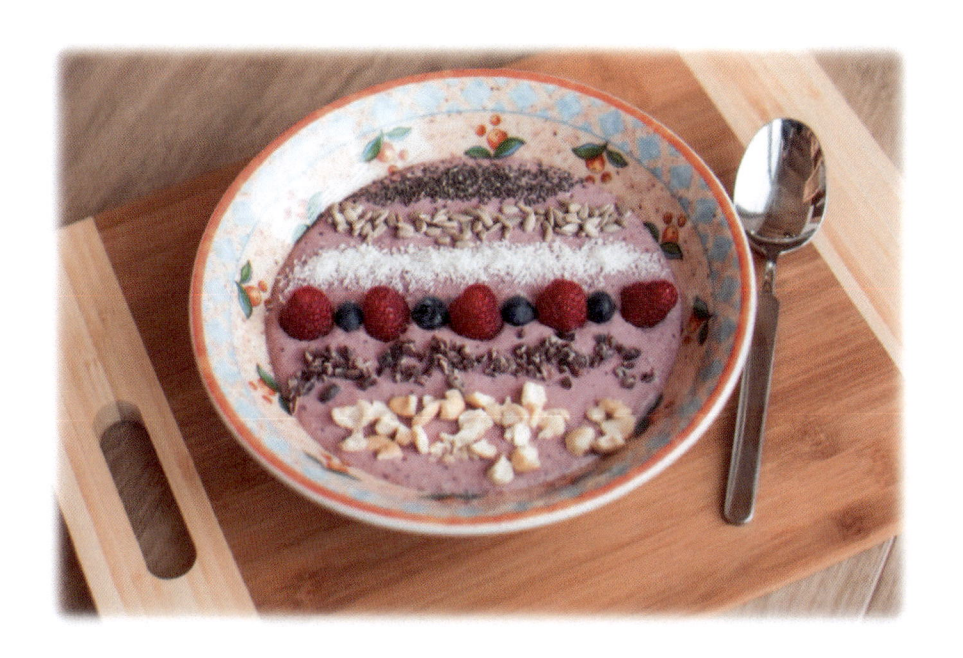

Pizza-Chia

Zutaten:

150 g Vollkorn-Haferflocken

2 EL Chia-Samen oder Leinsamen

50 ml Wasser

150 g Apfelmus

1 Prise Zimt

Belag:

100 g Griechischer Joghurt

100 g gemischte Beeren

Topping

Zubereitung:

Alle Zutaten (Haferflocken, Chia-Samen, Wasser, Apfelmus und Zimt) in einer Schüssel vermischen und 15 Minuten quellen lassen. Den Teig kneten und auf einem mit Backpapier belegten Backblech einen flachen Kreis formen. Bei 180 Grad Umluft ca. 15 Minuten backen. Den Teig auskühlen lassen, mit Joghurt bestreichen und je nach Geschmack mit Beeren und Topping belegen.

Frischkorn-Gericht

Zutaten:

150 g Getreide (9 EL) – das kann eine Getreidesorte sein oder ein Gemisch aus verschiedenen Sorten (z. B. Weizen, Dinkel, Roggen, Gerste, Kamut, Hirse, Emmer, Amaranth). Buchweizen und Hafer sollten in dieser Mischung nicht dabei sein.

Leitungswasser

evtl. etwas Zitronensaft

3 TL gemahlene oder gehackte Nüsse

6 EL Sahne

Obst nach Belieben

Zubereitung:

Am Vorabend das Getreide in der Mühle grob schroten. So viel kaltes Leitungswasser zugeben, bis ein Brei entsteht. Das Wasser muss vom Getreide über Nacht aufgenommen werden, es sollte kein überstehendes Wasser abgegossen werden.

Den Getreidebrei 5–12 Stunden (über Nacht) quellen lassen. Am Morgen den Getreidebrei genussfertig machen: Einen Apfel hineinreiben, die gemahlenen oder gehackten Nüsse sowie, je nach Geschmack, etwas Zitronensaft unterrühren. Flüssige Sahne und das geschnittene Obst hinzugeben und alles unterrühren.

Falls es nicht süß genug ist, kann man etwas Honig dazugeben.

Zur Krönung kann das Frischkorn-Gericht mit etwas geschlagener Sahne und Buchweizen (ganz) garniert werden. Das fertige Frischkorn-Gericht kann sofort zum Frühstück oder aber auch noch nachmittags/abends gegessen werden.

Frischkorn-Gericht mit Hafer:

Je Portion 3 EL Hafer grob mahlen. Leitungswasser dazugeben und nur ein paar Minuten quellen lassen. Es reicht die Zeit, bis das Obst geschnitten ist. Frischkorn-Gerichte mit Hafer immer bald verzehren. Durch den hohen Fettanteil des Hafers wird das Gericht schnell ranzig und schmeckt dann bitter.

Heidelbeer-Porridge

Zutaten:

300 g Heidelbeeren

1 Prise gemahlene Vanille

300 ml Milch (Hafer-, Mandel- oder Reismilch)

100 g Hafer- oder Dinkelflocken

1 Prise Zimt

Zubereitung:

Heidelbeeren kurz mit Wasser abbrausen und gut abtropfen lassen. Die Beeren mit 1 EL Wasser in einem Topf aufkochen lassen. Die gemahlene Vanille dazugeben, 5 Minuten weiterköcheln lassen, zwischendurch umrühren. In einem zweiten Topf die Milch aufkochen lassen, die Flocken hinzugeben und alles unter Rühren ebenfalls etwa 5 Minuten weiterköcheln lassen. Zum Schluss den Zimt dazugeben. Den Porridge auf Schälchen verteilen und mit den Heidelbeeren verzieren.

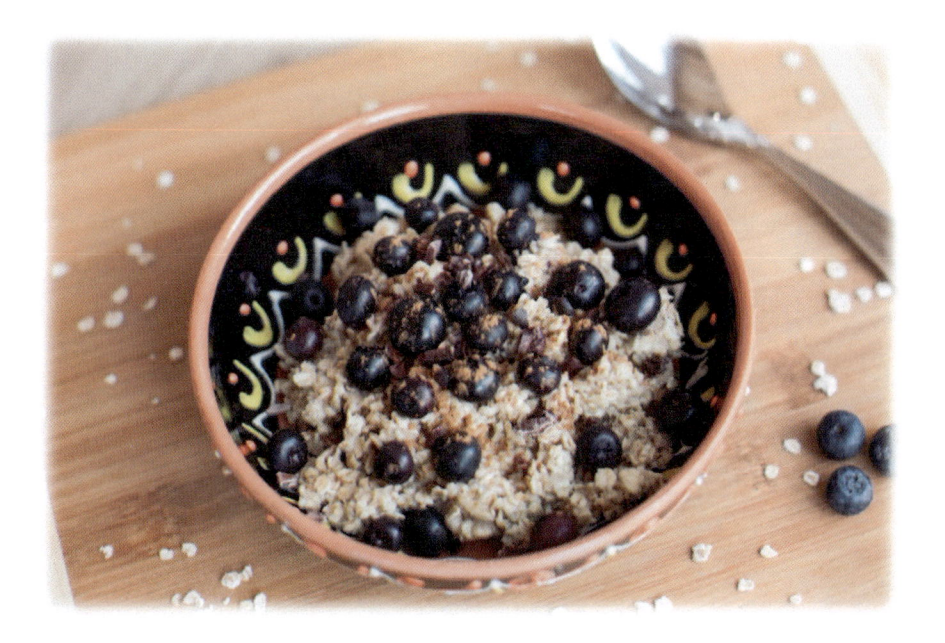

Knusprige Semmeln

Zutaten:

600 g Vollkorndinkelmehl

400 ml lauwarmes Wasser

1 Packung Trockenhefe

2 TL Meersalz

100 g Butter

Zubereitung:

Mehl, Hefe und Salz in eine Schüssel geben und vermischen. Das Wasser dazugeben. Butter leicht erwärmen und flüssig zum Mehl geben. Alles mindestens 10 Minuten kneten. Den Teig abgedeckt 1 Stunde an einem warmen Ort gehen lassen, danach den Teig nochmals gut durchkneten. Vom Teig Stücke mit jeweils ca. 60 g abtrennen und daraus Kugeln formen. Diese auf einem mit Backpapier ausgelegten Backblech zu Semmeln flach drücken. Semmeln mit

Wasser benetzen und nochmals 20 Minuten gehen lassen. Im vorgeheizten Backofen bei 180 Grad Umluft ca. 15 Minuten backen.

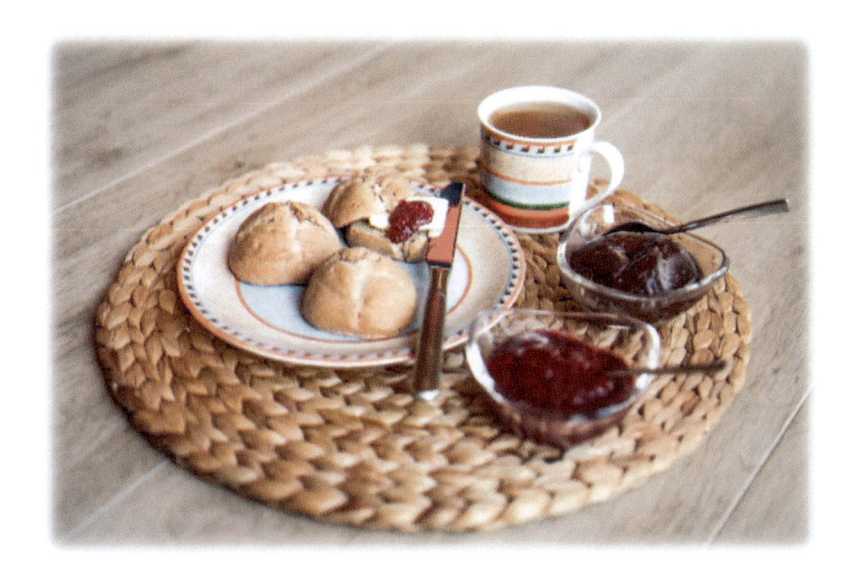

Chia-Marmelade mit Früchten

Zutaten:

200 g Früchte (Brombeeren, Himbeeren, Heidelbeeren)

2 EL Chia-Samen

1 EL Akazienhonig

Zubereitung:

Die Beeren kurz mit Wasser abbrausen, abtropfen lassen und mixen. Chia-Samen mit einem Löffel unterrühren und mindestens 30 Minuten im Kühlschrank quellen lassen. Nach Belieben kann 1 EL Honig dazugegeben werden. Die Marmelade ist im Kühlschrank gut verschlossen bis zu einer Woche haltbar. Passt gut zu Pancakes, Müsli, Overnight Oats oder zu knusprigen Semmeln.

Kakao-Aufstrich

Zutaten:

140 g Mandelmus

2 TL Kakaopulver

20 g Dattelsirup

1 Prise Salz

1 Msp. gemahlene Vanille

Zubereitung:

Alle Zutaten gut miteinander in einer Schüssel verrühren und schon ist der leckere Aufstrich fertig. Er passt gut zu Pancakes, Müsli, Overnight Oats oder knusprigen Semmeln.

Heiße Schokolade

Zutaten:

500 ml Mandelmilch

1 EL Kakaopulver

1 EL Honig

1 EL Kokosöl

1/2 TL Zimt

Zubereitung:

Mandelmilch auf dem Herd bis kurz vor dem Siedepunkt erhitzen. Alle Zutaten hinzufügen und gut mit dem Schneebesen verrühren. 2 Minuten köcheln lassen und in Tassen servieren.

Apfelmus

Zutaten:

2 Äpfel (ca. 300 g)

150 ml Wasser

Zimt

Zubereitung:

Die Äpfel waschen und achteln, das Kerngehäuse entfernen. Dann mit Wasser in einem Topf erhitzen und einkochen lassen (6–8 Minuten), bis die Apfelstücke weich sind. Verbliebenes Restwasser abgießen. Mit Zimt verfeinern und mit dem Stabmixer fein pürieren.

Mandelmilch

Zutaten:

max. 1 l Wasser

200 g Mandeln (ganz und mit Schale)

3 Datteln

1 Prise Vanille

Zubereitung:

Die Mandeln waschen und ca. 12 Stunden (über Nacht) einweichen. Das Wasser entsorgen und die Mandeln gut unter fließendem Wasser abspülen. Alle Zutaten in den Mixer geben und auf höchster Stufe ca. 1–2 Minuten zerkleinern. Die Masse durch ein Nussmilchsieb oder ein Leinentuch in ein Gefäß gießen. Die Nussreste sorgfältig auspressen. Die Milch hält sich im Kühlschrank 4–7 Tage. Vor dem Verzehr sollte die Milch gut durchgeschüttelt oder umgerührt werden, da sich die Masse leicht trennt.

Hafermilch

Zutaten:

70 g Vollkorn-Haferflocken

650 ml Wasser

2 Datteln

1 Prise Salz

Zubereitung:

Alle Zutaten in einen Mixer geben und auf höchster Stufe ca. 1–2 Minuten zerkleinern. Die Masse durch ein Nussmilchsieb oder ein Leinentuch in ein Gefäß gießen. Die Milch hält sich im Kühlschrank 4–7 Tage. Vor dem Verzehr sollte die Milch gut durchgeschüttelt oder umgerührt werden, da sich die Masse leicht trennt.

Snacks

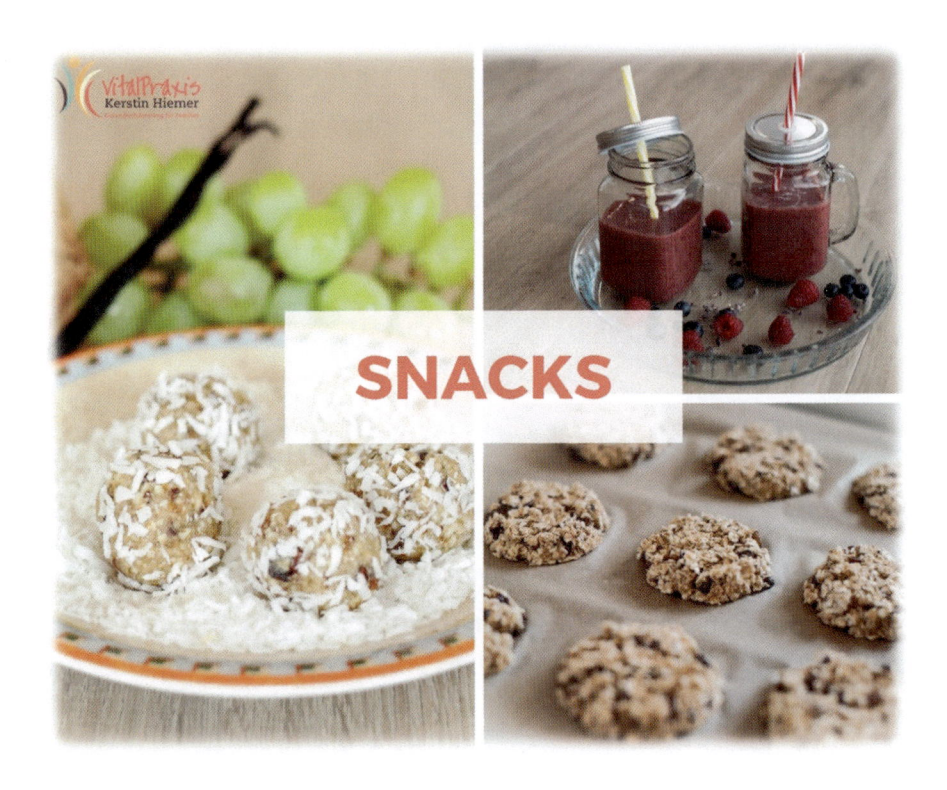

Kakao-Avocado-Mousse

Zutaten:

225 g Datteln

2 reife Avocados

1 Banane

30 g Kakaopulver

120 ml Mandel- oder Hafermilch

Zubereitung:

Avocados schälen, längs halbieren und den Kern entfernen. Das Fruchtfleisch mithilfe eines Esslöffels aus der Schale lösen. Datteln in den Mixer geben und cremig pürieren. Alle übrigen Zutaten dazugeben und eine cremige Masse herstellen. In Schälchen füllen und für eine Stunde zum Kühlen in den Kühlschrank geben. Vor dem Servieren mit Beeren, Kokosraspeln und Kakaonibs je nach Geschmack verzieren.

Himbeer-Schoko-Smoothie

Zutaten:

250 g Himbeeren

2 Bananen

1 Prise Vanille

300 ml Milch (Hafer-, Mandel- oder Reismilch)

2 EL Kakaonibs

Zubereitung:

Die Himbeeren unter fließendem Wasser waschen und abtropfen lassen. Die Bananen schälen und in Stücke schneiden. Diese zusammen mit den Himbeeren, der Vanille und der Milch in den Mixer geben und pürieren. Den Smoothie in Trinkgläsern anrichten und mit Kakaonibs garnieren.

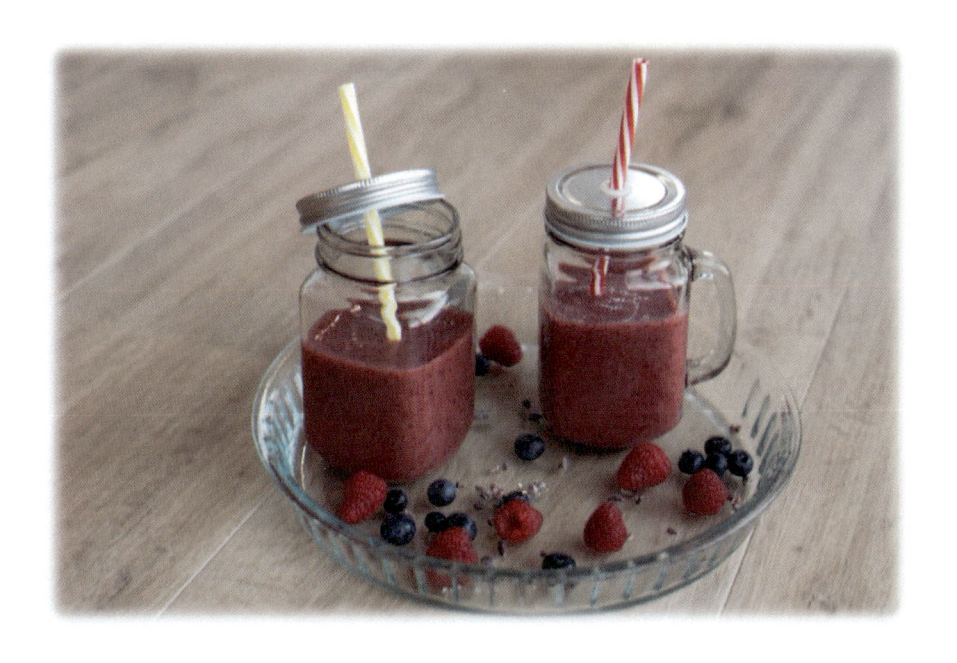

Blaubeer-Muffins

Zutaten:

2 Bananen

75 g Vollkorn-Haferflocken

1 Ei

1 TL Backpulver

50 g Blaubeeren

Zubereitung:

Bananen zerdrücken oder mixen. Mit den restlichen Zutaten vermischen und die Blaubeeren vorsichtig unterheben. Den Teig in eine Muffinbackform füllen und bei 200 Grad Umluft 15 Minuten backen.

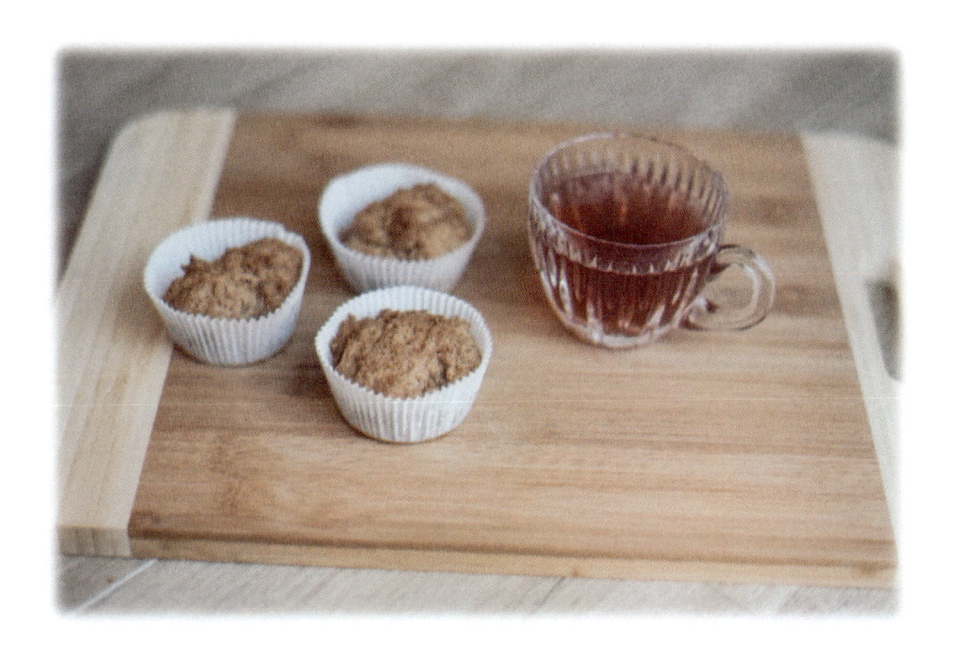

Fruchtige Energiekugeln

Zutaten:

100 g Cashewkerne

50 g Vollkorn-Haferflocken

4 EL Wasser

1 Prise gemahlene Vanille

1 EL Akazienhonig

3 EL getrocknete Früchte (z. B. Rosinen)

3 EL Kakaonibs

Zubereitung:

Haferflocken und Cashewkerne in einen Mixer geben und zerkleinern, bis die Masse eine mehlähnliche Konsistenz hat. Honig, Vanille, Wasser hinzufügen und erneut mixen. Den Teig zusammen mit den getrockneten Früchten und den Kakaonibs in eine Schüssel geben. Mit den Händen vermengen und aus dem Teig Kugeln formen. Im Kühlschrank kühl lagern und vor dem Verzehr nach Belieben in Kokosraspeln wenden.

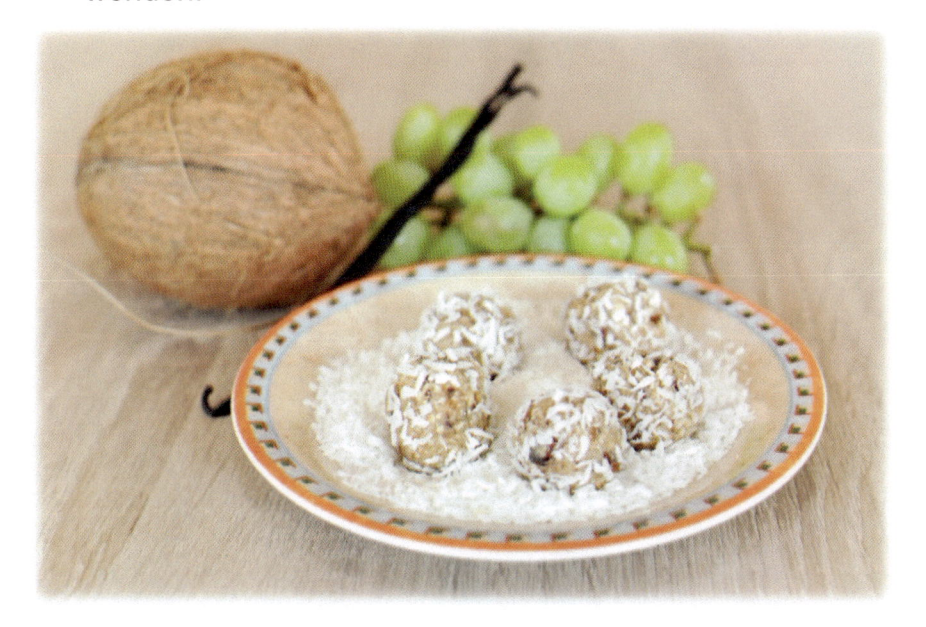

Bananen-Pancakes

Zutaten:

4 Eier

2 Bananen

1 Prise Zimt

Zubereitung:

Bananen, Zimt und Eier in eine Schüssel geben und gründlich mit dem Pürierstab pürieren. Kokosöl in einer Pfanne erhitzen und die Pancakes je nach gewünschter Bräune ausbacken. Nach Belieben mit Fruchtmus bestreichen oder mit Obst servieren. Sie schmecken aber auch ohne alles einfach lecker.

Apfelkekse

Zutaten:

100 g Butter

50 g Akazienhonig

1 Prise Vanille

1 Ei

100 g gemahlene Mandeln

50 g gehackte Mandeln

125 g Vollkorndinkelmehl

100 g Vollkornhaferflocken

1 Prise Zimt

170 g geraspelte Äpfel

50 g Rosinen

50 g Kakaonibs

Zubereitung:

Die Äpfel waschen und raspeln. Alle Zutaten miteinander in einer Schüssel verrühren. Mit einem Esslöffel gleich große Taler formen und auf ein mit Backpapier belegtes Blech setzen. Bei 170 Grad Umluft ca. 15 Minuten backen.

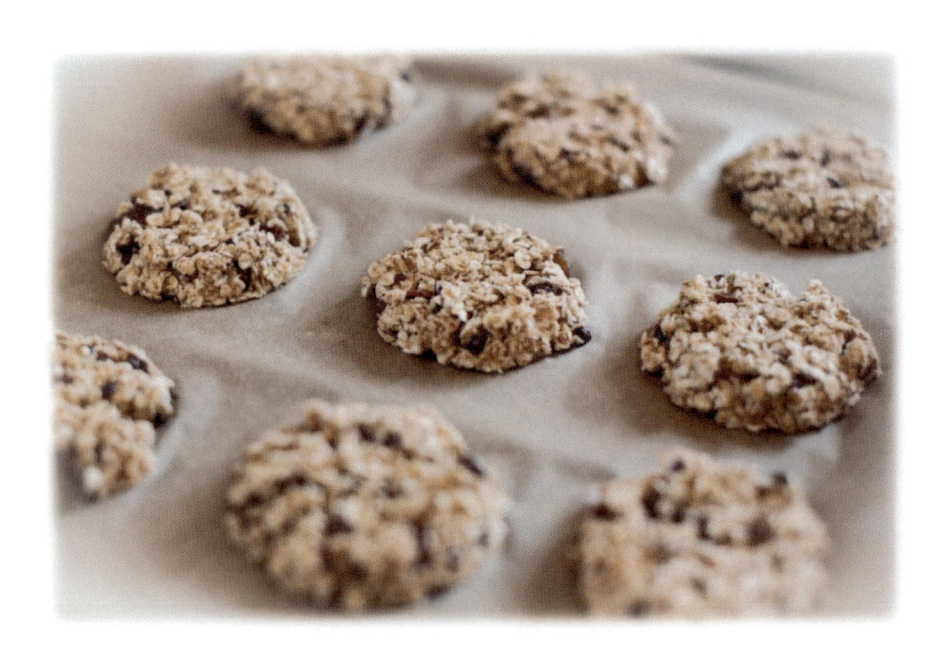

Apfelküchlein-Auflauf

Zutaten:

2 große Äpfel

Saft einer 1/2 Zitrone

1 EL Sonnenblumenöl

150 ml Sahne

1 Ei

1 EL Akazienhonig

50 g Vollkorndinkelmehl

1/2 TL Zimt

1 Prise gemahlene Vanille

50 g gemahlene Mandeln

50 g gehackte Mandeln

Zubereitung:

Den Backofen auf 200 Grad Ober- und Unterhitze vorheizen. Die Äpfel waschen, vierteln, entkernen und in Würfel schneiden. Mit dem Zitronensaft beträufeln. Eine Auflaufform mit Öl einfetten und die Äpfel hineingeben. Sahne, Ei, Akazienhonig, Mehl, Zimt, Vanille und gemahlene Mandeln in einer Schüssel verrühren und die Masse über die Apfelstücke geben. Die gehackten Mandeln grob über den Teig verteilen. Im vorgeheizten Backofen 15 Minuten backen.

Mittagessen

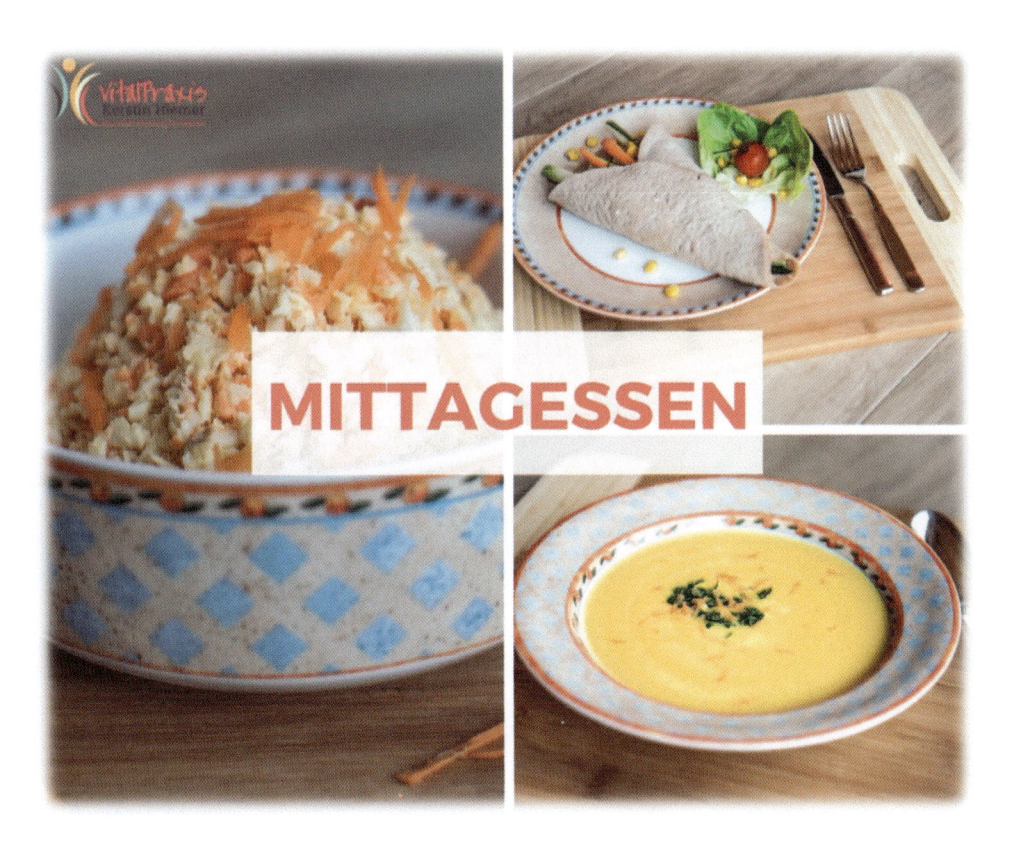

Pastinaken-Karotten-Salat

Zutaten:

500 g Pastinaken

2 mittelgroße Karotten

50 g ganze Mandeln

1 Apfel

3 EL saure Sahne

2 EL Olivenöl

1 EL Essig

Salz

Pfeffer

Zubereitung:

Die Pastinaken und Karotten putzen, schälen und mit einer Gemüsereibe grob raspeln. Die Mandeln mit einem Messer fein hacken. Für die Salatsauce die saure Sahne mit Essig, Öl, Salz und Pfeffer verrühren. Die Pastinaken- und Karottenraspel mit der Sauce vermischen und evtl. mit Kräutern nach Belieben verfeinern.

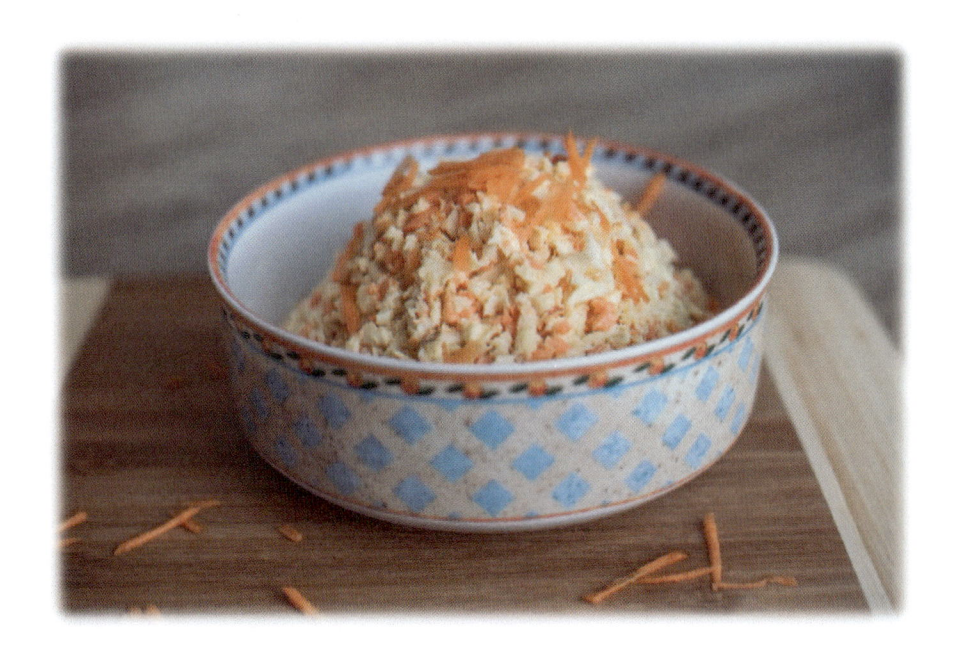

Karottensuppe

Zutaten:

300 g Karotten

50 g Butter

10 g Honig

20 g Mehl

1 EL Currypulver

500 ml Gemüsebrühe

150 ml Sahne

Zubereitung:

Die Karotten in Stücke schneiden. Mit Butter und Honig zusammen in einem Topf andünsten. Mehl, Currypulver, Gemüsebrühe, Sahne dazugeben und alles zusammen ca. 20 Minuten köcheln lassen, dabei immer wieder umrühren. Mit dem Zauberstab je nach gewünschter Konsistenz pürieren.

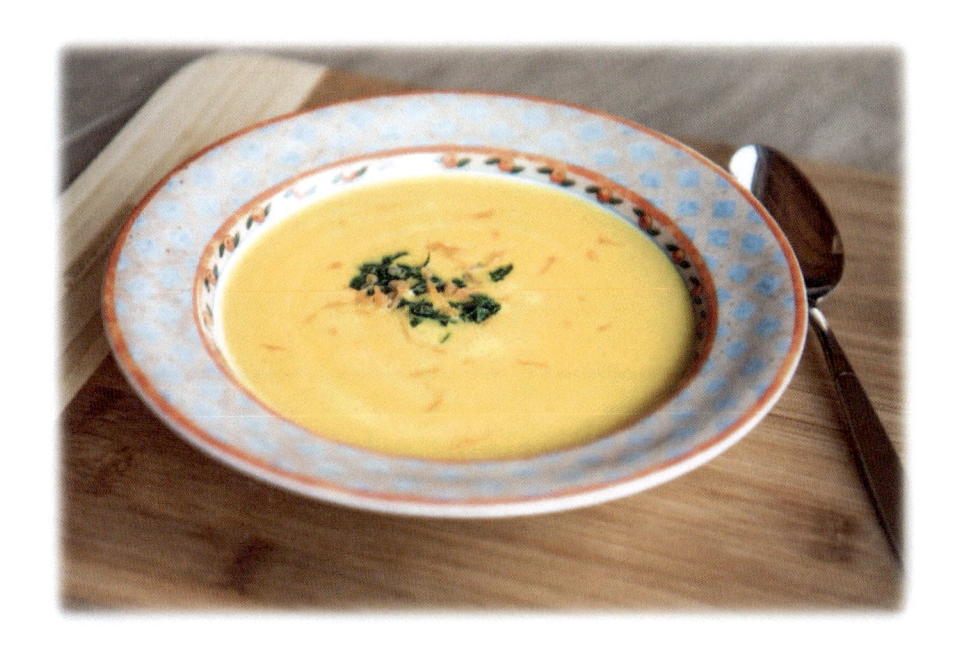

Pfannkuchen mit Gemüsefüllung

Zutaten:

250 g Vollkorndinkelmehl

500 ml Wasser

2–3 Eier

1 Prise Salz

etwas Kokosöl zum Rausbacken

Gemüse nach Belieben (z. B. Karotten, Paprika, Spinat, Mais, Gurken)

Frischkäse

oder Apfelmus

Zubereitung:

Alle Zutaten in einer Schüssel miteinander verrühren. Etwas Kokosöl in einer beschichteten Pfanne erhitzen. Pro Pfannkuchen eine Kelle Teig einfüllen. Bei gewünschter Bräunung den Pfannkuchen wenden.

Gemüse waschen und schälen, in kleine Streifen schneiden. Den Pfannkuchen mit Frischkäse bestreichen und mit Gemüse befüllen oder nur mit Apfelmus servieren.

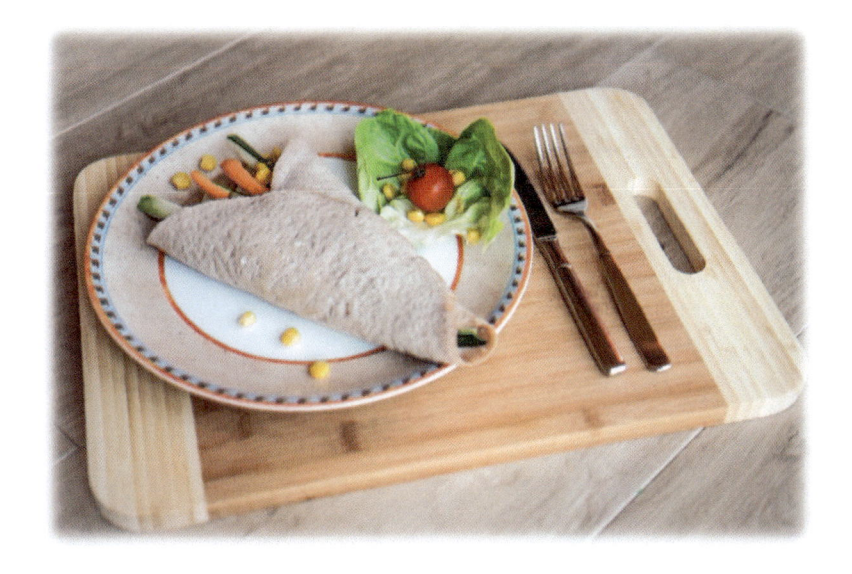

Gemüserisotto

Zutaten:

40 g Parmesan am Stück

1 Schalotte

1 Karotte

1 rote Paprika

1 Zucchini

40 g Butter

10 g natives Olivenöl

320 g Risottoreis

800 ml Gemüsebrühe

Salz

1 Glas Mais (340 g)

Petersilie, gehackt

Zubereitung:

Parmesan zerkleinern, Gemüse waschen bzw. schälen und in kleine Würfel schneiden. In einen großen Topf 20 g Butter und das Öl geben, darin das Gemüse kurz andünsten. Den Reis dazugeben und mitdünsten. Alles mit Gemüsebrühe aufgießen und verrühren, nach Belieben salzen. Bei mittlerer Hitze ca. 15 Minuten leicht köcheln lassen, dabei immer wieder umrühren. Die restliche Butter, Mais, Petersilie und Parmesan hinzufügen und nochmals leicht köcheln lassen.

Buchweizen-Wraps mit Nussmus

Zutaten:

125 g Buchweizenmehl

1 Ei

175 ml Milch (Hafer-, Mandel- oder Dinkelmilch)

1 Prise Salz

175 ml Wasser

25 g Butter

8 EL Mandelmus

1/2 TL Zimt

Zubereitung:

Buchweizenmehl, Ei, Milch und Salz zu einem Teig verrühren. Die geschmolzene Butter mit dem Wasser in den Teig rühren. Eine beschichtete Pfanne erhitzen. Pro Wrap eine Kelle Teig einfüllen und den Wrap wenden, sobald der Teig Bläschen wirft. Die Teigmenge ergibt ca. 4 Wraps. Die fertigen Wraps mit je 2 EL Mandelmus bestreichen und mit etwas Zimt bestreuen, dann einrollen.

Kichererbsen-Eintopf

Zutaten:

300 g getrocknete Kichererbsen

2 Knoblauchzehen

30 g frischer Ingwer

300 g Karotten

200 g Zwiebeln

250 g Blattspinat oder Mangold

2 EL Öl zum Braten

1 EL Currypulver

1,2 l Gemüsebrühe

3 EL Rosinen

Salz

3 Stängel Minze

Zubereitung:

Kichererbsen über Nacht in kaltem Wasser einweichen. Abgießen und abspülen. In reichlich Wasser aufkochen und 1–1,5 Stunden köcheln lassen, bis sie weich sind. Abgießen und gut abtropfen lassen. Inzwischen Knoblauch und Ingwer schälen, dann fein hacken. Karotten schälen und in 1 cm dicke Stücke schneiden. Zwiebeln grob würfeln. Spinat bzw. Mangold putzen, dabei dicke Stiele entfernen. Spinat bzw. Mangold grob schneiden. Öl in einem Topf erhitzen. Knoblauch darin mit Zwiebeln, Ingwer und Karotten 5 Minuten dünsten, das Currypulver kurz mitrösten. Brühe zugeben, alles aufkochen und anschließend 15 Minuten weiterköcheln lassen. Kichererbsen, Rosinen und Spinat bzw. Mangold zugeben. Weitere 5 Minuten köcheln lassen. Eintopf nach Belieben mit Salz nachwürzen und mit klein geschnittener Minze bestreut servieren.

Vegane Paella

Zutaten:

400 ml Gemüsebrühe

1 EL Kurkumapulver

100 g Vollkornreis

100 g grüne Bohnen

1 rote Paprika

1 Tomate

1 kleine Zwiebel

1 Knoblauchzehe

50 g schwarze, entsteinte Oliven

2 EL Olivenöl

Salz

Pfeffer

1 TL edelsüßes Paprikapulver

Saft von 1 Zitrone

Zubereitung:

Die Gemüsebrühe mit Kurkuma in einem Topf zum Kochen bringen und den Reis darin nach Packungsanleitung garen, dann durch ein Sieb abgießen. Die Bohnen waschen, putzen, evtl. entfädeln und in 2–3 cm große Stücke schneiden. In einem Topf mit Wasser bedeckt 10–15 Minuten bissfest kochen, dann abgießen. Die Paprika waschen, halbieren, von Stielansatz, Kernen und Zwischenwänden befreien und in Stücke schneiden. Die Tomaten waschen, den Strunk entfernen und das Fruchtfleisch klein würfeln. Die Zwiebel und den Knoblauch schälen und fein würfeln. Die Oliven in Scheiben schneiden. Das Olivenöl in einer Pfanne erhitzen. Die Paprika einige Minuten darin unter gelegentlichem Rühren anbraten, Zwiebeln und Knoblauch dazugeben und kurz anschwitzen. Dann Tomaten, Bohnen und Kurkumareis untermischen und einige Minuten erhitzen. Die Paella mit Salz, Pfeffer, Paprikapulver und Zitronensaft abschmecken.

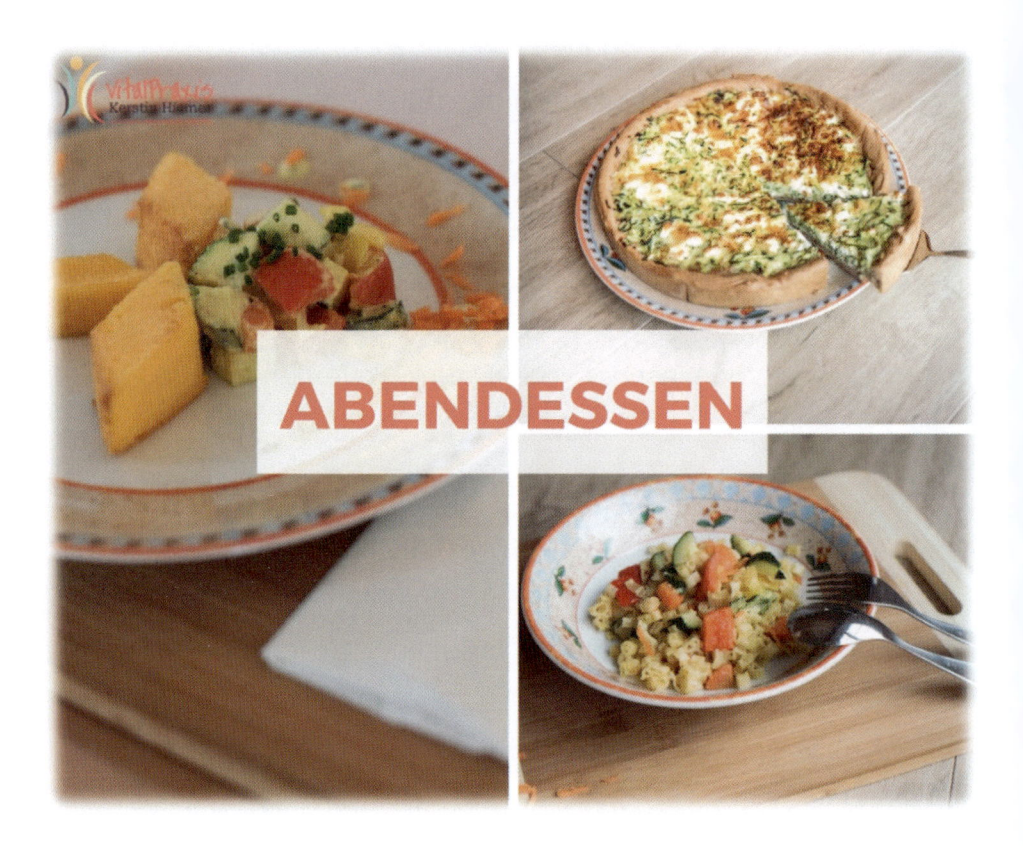

Abendessen

ABENDESSEN

Amaranth-Gemüsepfanne

Zutaten:

150 g Amaranth

50 g Butter

3 EL Olivenöl

1/2 l Gemüsebrühe

150 g Karotten

200 g Porree

50 g Walnusskerne

1/2 Bund Petersilie

1 TL abgeriebene Zitronenschale

Salz

grüner Pfeffer, frisch gemahlen

Zubereitung:

Amaranth in Butter und Olivenöl 5 Minuten anbraten. Gemüsebrühe hinzugeben und zugedeckt 45 Minuten leicht köcheln lassen. Karotten und Porree putzen und klein schneiden. Walnusskerne grob und Petersilie fein hacken. Gemüse nach 45 Minuten zum Amaranth geben und weitere 10 Minuten garen. Mit Zitronenschale, Salz und Pfeffer abschmecken. Zuletzt die gehackten Walnusskerne und die Petersilie unterheben.

Spaghetti mit Gemüse-Sahne-Sauce

<u>Zutaten:</u>

1 gelbe Paprika

1/2 Bund Frühlingszwiebeln

2 kleine Tomaten

2 Knoblauchzehen

2 TL Öl

100 ml Sahne

1 1/2 EL saure Sahne

1 1/2 EL Tomatenmark

200 ml Gemüsebrühe

Salz, Pfeffer

1 Packung Spaghetti

Zubereitung:

Spaghetti in Salzwasser fast bissfest kochen. Gemüse in Würfel und Früh-lingszwiebeln in Ringe schneiden, in Öl anschwitzen, mit Salz und Pfeffer würzen. Das Gemüse mit Sahne und Gemüsebrühe ablöschen. Gehackte Tomaten, saure Sahne, Tomatenmark und gepressten Knoblauch hinzufügen. Mit Salz und Pfeffer gut würzen. Nach Bedarf noch etwas Dinkelvollkornmehl zum Binden zugeben.

Reispfanne

Zutaten:

1 Tasse Basmatireis

1 rote Paprika

1 Karotte

1 kleine Zucchini

1 große Zwiebel

etwas Tomatenmark

Salz

Pfeffer

Kräuter

250 ml Gemüsebrühe

etwas Öl

Zubereitung:

Den Reis nach Packungsanleitung gar kochen. Die klein geschnittenen Zwiebelwürfel in Öl anbraten. Die Paprika, die Zucchini und die Karotte schälen und würfeln. Alles in die Pfanne geben und nochmals 10 Minuten köcheln lassen. Den Reis dazugeben und leicht anbraten. Die Brühe, das Tomatenmark, Salz, Pfeffer und die Kräuter je nach Geschmack dazugeben. Mit dem Schaumlöffel auf einem Teller anrichten.

Polentaschnitten

Zutaten:

200 g Polenta

500 ml Wasser

1 TL Salz

1 EL geriebener Parmesan

1 EL Butter

Kokosöl

250 g Gemüse nach Geschmack (z. B. Pastinaken, Karotten, Champignons, Fenchel, Zucchini, Kürbis)

150 ml Sahne oder saure Sahne

Salz

Pfeffer

Kräuter

Zubereitung:

Wasser in einem Topf zum Kochen bringen, Polenta ins kochende Wasser einrühren, 10 Minuten köcheln lassen, dabei immer wieder umrühren. Salz, Parmesan und Butter gut unterrühren und im Topf zu einer glatten Masse streichen, eine Stunde stehen lassen. Das Kokosöl in einer Pfanne erhitzen, die Polentamasse in kleine Stücke schneiden, von allen Seiten anbraten und auf einen Teller legen. Gemüse waschen, in kleine Stücke schneiden und ebenfalls in der Pfanne anbraten. Die Sahne hinzugeben und alles mit Salz, Pfeffer und Kräutern würzen. Auf einem Teller die Polentaschnitten mit dem Gemüse anrichten.

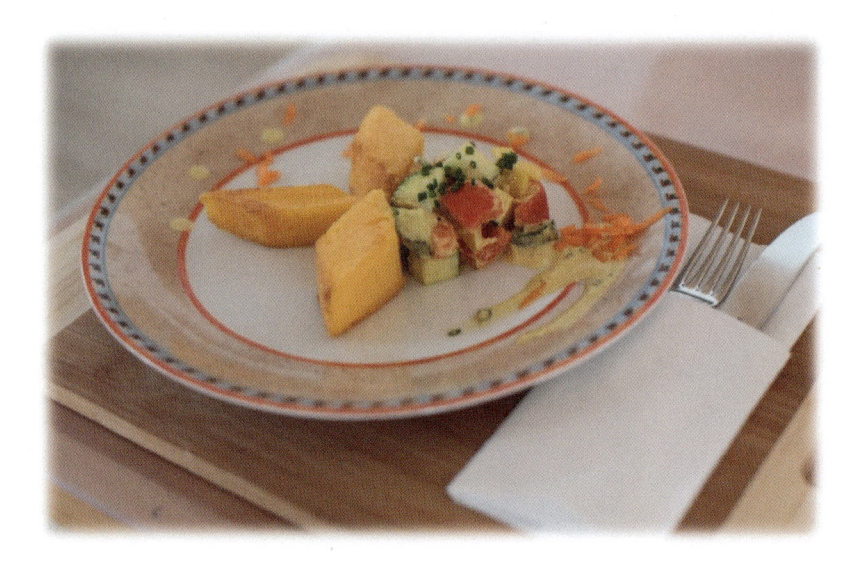

One-Pot-Pasta

Zutaten:

1 Aubergine

1 Zucchini

1 rote Paprika

2 Karotten

1 Knoblauchzehe

75 g getrocknete Tomaten in Öl

150 g Kirschtomaten

250 g Nudeln nach Wunsch

500 ml Gemüsebrühe

2 TL Tomatenmark

1 TL Honig

Salz

Pfeffer

3 EL Schnittlauchröllchen

2 EL frisch geriebener Parmesan

Zubereitung:

Aubergine, Zucchini, Paprika und Karotten putzen, waschen bzw. schälen. Das Gemüse, Zwiebeln und Knoblauch in feine Würfel schneiden. Getrocknete Tomaten abtropfen lassen, ggf. kleiner schneiden. Kirschtomaten waschen, trockenreiben und halbieren. Nudeln, vorbereitetes Gemüse, getrocknete Tomaten, Knoblauch und Zwiebeln in einen großen Topf geben. Gemüsebrühe, Tomatenmark, Honig und 1 TL Salz verquirlen, mit der Gemüsebrühe angießen und alle Zutaten vorsichtig miteinander vermengen. Die One-Pot-Pasta unter Rühren bei mittlerer Hitze aufkochen lassen. Dann bei schwacher bis mittlerer Hitze zugedeckt ca. 12–15 Minuten sacht köcheln lassen, bis die Nudeln die Flüssigkeit nahezu komplett aufgenommen haben. Zwischendurch vorsichtig umrühren und ggf. etwas Brühe nachgießen. Die Pasta mit Salz und Pfeffer abschmecken, mit Schnittlauch und Parmesan bestreut kann sie serviert werden.

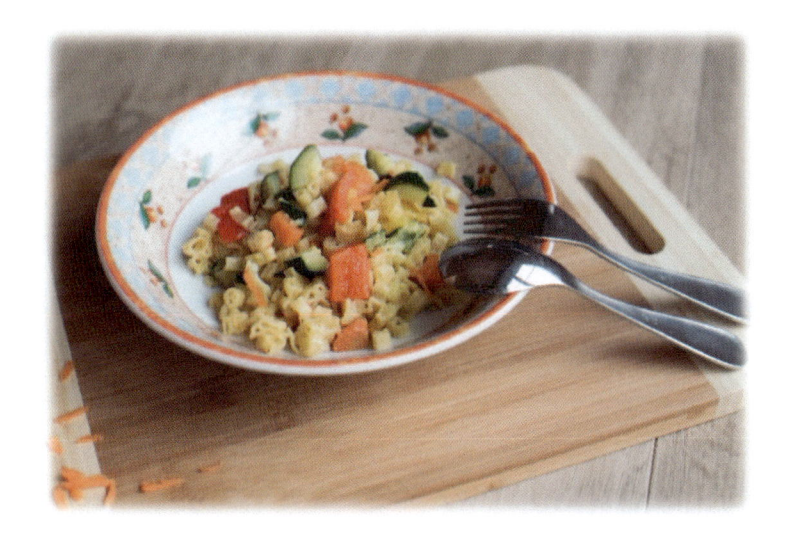

Zucchinikuchen

Zutaten für den Boden:

250 g Vollkorndinkelmehl

1 Ei

80 g Butter

Meersalz

1 TL Backpulver

80–100 ml Wasser

Zubereitung:

Aus Mehl, Ei, Butter, Salz, Backpulver und Wasser einen geschmeidigen Teig kneten und kurz ruhen lassen.

Zutaten für den Belag:

400 g Zucchini

1 Zwiebel, fein gehackt

1 EL Öl

1 Knoblauchzehe, fein gehackt

Salz

2 Eier

80 ml Sahne oder Sauerrahm

80 g würzigen Käse, gerieben

1 EL Zitronensaft

Muskatnuss gerieben

1 EL Schnittlauch oder Petersilie, fein geschnitten

Zubereitung:

Die Zucchini grob raspeln oder in kleine Würfel schneiden. Die Zwiebel in Öl andünsten. Zucchini, Salz und Knoblauch dazugeben und bissfest dünsten. Abkühlen lassen. Den Teig ausrollen und eine runde Kuchenform damit auslegen.

Die Eier mit Sahne, 2/3 des Käses, Zitronensaft, Salz und Muskat, Schnittlauch oder Petersilie verquirlen und mit dem Zucchinigemüse vermischen.

Alles auf dem Teig verteilen, mit dem restlichen Käse bestreuen und im Backofen bei 200 Grad etwa 30 Minuten backen.

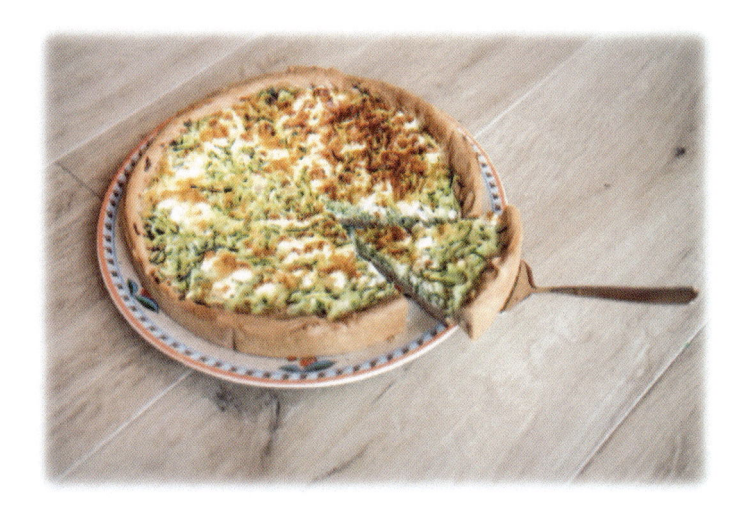

Dinkelbrot

Zutaten:

1 kg Vollkorndinkelmehl

1 Packung Trockenhefe

1 Prise Salz

ca. 500 ml Wasser

1 EL Olivenöl

Zubereitung:

Alle Zutaten in eine Schüssel geben und 10 Minuten in der Küchenmaschine kneten lassen. Den Teig ca. 30 Minuten zugedeckt ruhen lassen. Den Brotteig aus der Schüssel nehmen und nochmals mit der Hand kneten. Beliebig formen und nochmals 30–60 Minuten ruhen lassen. Im vorgeheizten Backofen bei 220 Grad 10 Minuten backen lassen, danach die Ofentemperatur auf 175 Grad senken und das Brot nochmals 45–60 Minuten backen lassen (kommt auf die Größe des Brotes an). Bitte eine Tasse Wasser mit in den Backofen stellen.

Karotten-Tomaten-Aufstrich

Zutaten:

200 g Tomatenmark

200 g Karotten

125 g Butter

1/2 TL Kräutersalz

1 EL frische Kräuter der Provence

Zubereitung:

Karotten sehr fein reiben, Butter sehr schaumig rühren. Alle Zutaten sollten bei der Verarbeitung Zimmertemperatur haben und werden in einer Schüssel vermengt. Anschließend wird alles kräftig abgeschmeckt.

Pikanter Avocado-Brotaufstrich

Zutaten:

1 reife Avocado

Saft einer 1/2 Zitrone

1 TL Leinöl

1 Msp. edelsüßes Paprikapulver

Salz

Pfeffer

Zubereitung:

Avocado schälen, längs halbieren und den Kern entfernen. Das Fruchtfleisch mithilfe eines Esslöffels aus der Schale lösen. Die Avocado mit Zitronensaft, Leinöl, Paprikapulver, Salz und Pfeffer pürieren. Schmeckt als Brotaufstrich sehr lecker.

Basilikum-Cashew-Dip

Zutaten:

60 g Cashewmus

50 ml stilles Mineralwasser

1 EL gehacktes Basilikum

Salz

Pfeffer

1 TL Zitronensaft

Zubereitung:

Alle Zutaten in einer Schüssel vermengen und nach Belieben abschmecken. Der Dip schmeckt lecker zu Wraps oder als Brotaufstrich.

Bohnencreme

Zutaten:

1 Knoblauchzehe

240 g gekochte weiße Bohnen (Abtropfgewicht)

2 EL frisch gepresster Zitronensaft

1 EL Leinöl

Salz

Zubereitung:

Den Knoblauch schälen, Bohnen in einem Sieb waschen und abtropfen lassen. Alle Zutaten in einen Mixer geben und anschließend abschmecken. Die Creme passt mit Gemüse gut zu Wraps oder frischem Brot.

Impressum

Vitalpraxis Kerstin Hiemer

Bürgermeister-Graber-Straße 6

86494 Emersacker

Webseite: www.kerstin-hiemer.de

Facebook:
https://www.facebook.com/vitalpraxis.kerstinhiemer

Kontakt: vitalpraxis@kerstin-hiemer.de

Bilder erstellt von https://www.bianca-stegmiller.de

Lektorat von http://textbuero-bartsch.de

Disclaimer

Alle Informationen wurden nach bestem Wissen und Gewissen hier zusammengetragen, sie erheben aber keinen Anspruch auf Vollständigkeit. Bitte gib diese Informationen nicht einfach so weiter, sicher hast du schon etwas von Urheberrecht gehört. Hier ist einiges an Zeit und Mühe hineingeflossen und ich bitte dich, dies zu respektieren. Dieses Buch dient der Information, alle daraus abgeleiteten Handlungen erfolgen vollständig eigenverantwortlich. Ich übernehme keinerlei Haftung. Selbstverständlich ersetzen diese Informationen keine Beratung/Behandlung durch einen Arzt, Apotheker oder Heilpraktiker. Bitte konsultiere einen Arzt, wenn dein Kind krank ist, halte gegebenenfalls Rücksprache vor Einnahme jeglicher Substanzen. Alle Anwendungen erfolgen eigenverantwortlich!

Eure Nahrung soll eure Medizin und eure Medizin soll eure Nahrung sein.

Hippokrates

Printed in Poland
by Amazon Fulfillment
Poland Sp. z o.o., Wrocław